T
312.

(Section Conférence)

# VILLE DU HAVRE

---

# CONFÉRENCE

DE

## M. André DUBOSC

faite à l'Hôtel de Ville

SUR LES

## Expériences officielles d'Assainissement

PAR

## L'ÉLECTRICITÉ

**HAVRE**

Imprimerie du Journal *LE HAVRE* (L. MURER), 35, rue Fontenelle.

---

1893

# CONFÉRENCE DU 9 SEPTEMBRE 1893

Mesdames et Messieurs,

Si je ne savais la réputation de large hospitalité, le renom d'indulgente bienveillance, depuis si longtemps acquis à votre cité, si je ne connaissais la souplesse de votre esprit et la largeur de vos idées, mes craintes seraient plus que vives en me présentant ce soir devant vous.

Je sais trop, en effet, quelles difficultés d'expression correcte, présente l'exposé de ce qui a été le sujet de nos études, de ce qui est le programme de cette conférence. Il y a cinquante ans, l'un de vos compatriotes, un précurseur des hygiénistes d'aujourd'hui, Maze, écrivait en tête de son mémoire sur l'assainissement : « Il n'est ni de sujets, ni de matières viles qui puissent dégoûter, lorsque l'on cherche à les rendre utiles. » Permettez-moi de prendre cette pensée et comme épigraphe et comme excuse.

Souffrez aussi que je sollicite de vous, dès le début de cette causerie, pour un conférencier plus rompu aux travaux du laboratoire qu'à l'art difficile de la parole, un peu de bienveillante attention et toute votre indulgence.

Je vous demande donc crédit d'une heure de patience et à l'imitation des anciens auteurs comiques je vous prie, par avance, de bien vouloir excuser les fautes de l'auteur.

Dans une ville de haute intelligence comme la vôtre, où l'évolution scientifique est suivie avec un soin jaloux, où chaque conquête nouvelle de l'esprit humain est souvent mise en pratique au lendemain de sa découverte, tout le monde sait l'importance grandissante qu'a su prendre l'électricité.

M. de Maistre a dépeint quelque part la science : « Sous l'habit étriqué du Nord, les bras chargés de livres et d'instruments, se traînant souillée d'encre et toute pantelante sur la route de la vérité... et baissant toujours vers la terre un front sillonné d'algèbre. »

La science moderne ressemble-t-elle au portrait qu'en trace le puissant écrivain ? N'est-ce point plutôt cette fée bleue, impalpable, irréelle, que Besnard a peinte aux voûtes de l'Hôtel de Ville de Paris.

Cette fugitive électricité au contact de laquelle tout se métamorphose, cette séduisante personne qui n'hésite devant rien et qui touche à tout,... la plus capricieuse... la plus femme de toutes les sciences.

Qui donc pourrait dire l'étendue de son domaine ?
Qui pourrait indiquer la borne où s'arrêteront ses
investigations. Née d'hier, elle a déjà tout bouleversé
et c'est à elle qu'on semble devoir demander la solution des plus insolubles problèmes.

Dans la seule branche industrielle, la sèche
nomenclature des recherches qu'elle a inspirées,
depuis les travaux de Ruoltz jusqu'au récit des
découvertes de Moissan, nous occuperait toute la
soirée.

Je sais vos instants trop précieux pour en abuser
à ce point. Force m'est donc de faire un choix parmi
ces attrayants sujets, et de me confiner dans les
étroites limites du programme qui m'est fixé :
l'assainissement par l'électricité, c'est-à-dire l'asep-
tisation des résidus de la maison et de la rue, la
désinfection des eaux ménagères... des vidanges.

Le mot difficile est dit... et je ne me cache pas
ce que cette dernière partie de mon sujet offre de
difficultés à traiter. Si, selon le mot du poète, il est
permis de « déposer du sublime dans l'histoire »,
il est bien scabreux d'en parler en public. Je ferai
tous mes efforts pour atténuer, ce qu'une semblable
matière peut avoir de rabelaisien.

Soyez par avance rassurées, Mesdames, depuis
qu'elle ne parle plus latin, « la science en ses mots
respecte l'honnêteté ».

Les hommes, pour être les plus intelligents des
animaux, n'en sont pas moins des animaux singu-
liers.

Pour certains motifs d'ordre très divers, ils ont pris depuis un temps immémorial, l'habitude de vivre en groupes. De semblables agglomérations présentent, sans contredit, de grands avantages ; mais, si l'on en croit les théories du grincheux Azaïs, le philosophe des *Compensations*, des désavantages égaux doivent en résulter, et Duclaux, l'un des maîtres de l'hygiène moderne, que j'aurai bien souvent à vous citer, les résume ainsi au point de vue physique : « Ce sont les maladies épidémiques, conséquences de l'ignorance et punition de l'incurie des peuples et des individus ».

Dans les *Femmes savantes,* vous savez ce que Molière fait dire au bonhomme Chrysale :

Je vis de bonne soupe et non de beau langage.

Certes oui, il en vit ; mais cet exquis potage, le digne citadin ne se l'assimile point tout entier et ce qui ne devient pas la chair de sa chair, l'os de ses os..., ce superflu auquel Pantagruel ne trouvait pas moins de quinze noms et auquel, ce soir, il m'est difficile de trouver un qualificatif convenable, ce résidu humain enfin... constitue dans les villes, souvent un danger... toujours une menace.

Ce danger, la science a pour devoir étroit de le combattre ; cette menace, le savant a pour mission de l'écarter, et, dans cette lutte pour la vie de tous, l'appui des pouvoirs publics ne saurait leur manquer.

Comment ces dangers se produisent-ils ? De quelle façon peut-on les combattre, qu'est-ce, en définitive, que ces innommables choses ?

La chimie analytique, qui ne recule devant aucune besogne, si répugnante fut-elle, va nous l'apprendre. Tout comme les larmes, « Vauquelin les a analysées. »

On trouve là, de l'azote, à l'état d'urée, d'acides uriques et hippuriques ; de l'ammoniaque ; des sulfures alcalins ; de l'acide sulfhydrique ; des matières organiques diverses ; un corps particulier, l'excrémentine ; des acides gras ; des matières colorantes ; des huiles essentielles ; des phosphates de chaux, de magnésie, d'ammoniaque ; du sel marin, puis de la glucose, de la mucine, de la créatinine et bon nombre d'autres produits organiques dont les propriétés sont encore mal connues.

Abandonné à lui-même, que va devenir ce si complexe mélange ?

En dehors d'autres éléments, les produits alvins contiennent les principes mêmes qui doivent déterminer leur transformation en matières assimilables par les végétaux, une fois qu'ils auront fait retour à la terre.

Grâce à eux, la nature pourra recommencer son cycle de travail : cercle éternel où la vie s'agite et se manifeste, mais où la matière ne fait que changer de formes.

Elle refera un corps avec les débris d'un autre et de la mort ressortira la vie.

Cette transformation, à qui sera-t-elle due ?

A ces infiniment petits, à ces *microbes* dont il y cinquante ans, on soupçonnait à peine l'existence et qu'a fait connaître le génie du grand Français... Louis Pasteur.

Ah ! de celui-là on peut dire, selon la belle expression de Renan, qu'il a inséré une pierre de prix dans les assises de l'édifice éternel de la vérité !

Pour microscopiques qu'ils soient, les infiniment petits découverts par Pasteur, ont une puissance presque infinie et c'est grâce à leur action énergique que les résidus de l'économie animale vont se transformer.

Ce travail peut se diviser en deux phases : la fermentation, où les *excreta* sont réduits en corps moins complexes, et la putréfaction qui, à sa limite extrême, les amènera à l'état de matières inorganiques, mais non sans production abondante de corps odorants.

Le bacille torulacée de Van Tieghem, le micrococus urece d'Angus Smith et le bacillus fluorescens d'Herœus tiennent la tête dans ce record du transformisme. Derrière eux, viendront bon nombre d'autres bacilles, car on ne compte pas moins de neuf organismes susceptibles d'action sur les matières alvines et dont la méthode opératoire a successivement été étudiée par Pasteur, par Leube et Gaser, par Hœreus, par Van Tieghem et par Angus Smith.

Sous ces efforts multiples, le principal des produits alvins, l'urée, ce composé d'Azote, de Charbon, d'Hydrogène et d'Oxygène, va, en s'emparant de quatre parties d'Eau, se transformer en carbonate d'ammoniaque.

C'est ce qu'en jargon de laboratoire, on appelle l'hydrolyse de l'urée.

Ce fait qui peut paraître infime, est au point de vue d'utilisation de grosse importance. En effet, l'azote, qui est un des éléments de l'urée, est l'aliment principal des végétaux, c'est même l'une de leurs nourritures favorites. A l'état de combinaison avec les autres éléments de l'urée, les plantes ne peuvent l'absorber, et même son assimilation après la transformation que nous venons de décrire, ne sera possible que, grâce à l'intervention de nouveaux microbes, transmuant les sels ammoniacaux en acide nitreux et en acide nitrique digestibles par la plante. Pour rendre à la vie végétale l'azote résiduaire de la vie animale, il n'aura donc pas moins fallu que le travail successif de trois sortes différentes d'animalcules. De patientes études dues à Muntz et Schlœsing, à Sir Percy Frankland, à Warington ont permis d'isoler ces différentes actions, d'en étudier le curieux mécanisme.

L'action des microbes a donc eu pour effet de rendre à la nature, sous une forme utilisable, les éléments qu'elle avait confiés à l'homme pour les besoins de la vie.

Ce point fixé, voyons si cette opération si intéressante s'est opérée sans dangers et sans désagréments.

Hélas, non ! Dans le même temps où le carbonate d'ammoniaque se formait, a été mis au monde et s'est dégagé l'un des gaz les plus nauséabonds que l'on puisse rencontrer, l'acide sulfhydrique, le *plomb* comme l'appellent les ouvriers : un des toxiques les plus énergiques qui existent.

Là ne se borne pas l'industrieuse activité des infiniment petits ; à ses côtés s'engendrent des produits fort complexes, mais tous également odoriférants : des ammoniaques composées à odeur insupportable, du scatol, de l'indol, tous produits dont les fétides émanations soulèvent trop souvent de justes plaintes.

Le Havre n'étant point encore arrivé à la perfection hygiénique, vous connaissez tous et trop ces senteurs qu'exhalent certains chars aussi utiles que matineux : c'est à l'industrie microbienne que vous devez ces exhalaisons peu parfumées... et je ne crois pas qu'il soit utile de plus insister...

Ce n'est point tout encore, parmi les bacilles transformateurs, il s'en trouve d'inoffensifs comme le torulacée, mais d'autres, et terribles ceux-là, voisinent et travaillent avec lui dans cet amas de résidus.

Dans un mémoire publié en 1886, Hœreus constate que la bactérie de l'anthrax ainsi que celle de la fièvre typhoïde doivent être comptées parmi les meilleurs ferments nitrificateurs. Le Dr Klein, en 1887, classe également au rang de ces intéressants travailleurs, la bactérie de la diarrhée infantile et le spirilum du choléra asiatique. (Mémoire de Warrington, 1888, Monit. scientifique, octobre, p. 1,160 et suivantes.)

Pour se faire sans doute pardonner la mort des hommes, et les torts qu'ils causent au règne animal, ces intelligents bacilles nourrissent le règne végétal... c'est là leur façon de racheter leurs péchés.

Laisser les choses en l'état et ne chercher à prévenir en aucune façon les dangers dont je viens de vous donner un léger aperçu, telle semble avoir été la règle de conduite de nos ancêtres.

Non point que l'autorité n'ait cherché à réagir !... Le premier édit sanitaire date de 1348 et c'est le roi Jean qui le rendit à son retour de captivité en Angleterre... Les Anglais étaient probablement déjà nos maîtres et nos précurseurs en matière de salubrité... Puis les arrêts des Parlements se suivent d'année en année : arrêt du Parlement de Paris en 1533, ordonnant de saisir les loyers de quiconque n'assainira pas sa maison ; même arrêt en 1538 du Parlement de Normandie ; arrêt du Parlement de Bretagne du 21 juin 1526 condamnant à l'exposition et au fouet un maître de basses œuvres ayant contaminé des eaux vives ; sentences de baillage, ordonnances de police, rien ne prévaut contre l'apathie du public, et Tabarin peut critiquer, à juste titre, sur les tréteaux du Pont-Neuf, les « privés » de la capitale, qu'il appelle « des sentines de vilenies. »

Les lois hygiéniques ne sont pas d'ailleurs plus respectées en Angleterre, et pour avoir critiqué l'organisation un peu sommaire de Windsor dans « The Metamorphoses of Ajax », John Harrington se voit exilé par la reine Elisabeth. L'amiral de la Renelle et les Chambres d'Opres et des Galliots prêtent fort à la verve narquoise de la Muse normande et maint chant purin montre sous un jour peu flatteur au point de vue d'hygiène, — un mot que Gui Patin va inventer, — les bonnes villes de la Duché de Normandie.

Paris n'est point mieux partagé, et quand, en 1760, Oudrequin invente l'arrosage des rues, bien vite Gabriel de St-Aubin se hâte de croquer son étrange tonneau et Voltaire écrit :

> Vois ce rempart, asile des amours,
> Par Oudrequin rafraîchi tous les jours.

tant la chose leur a paru extraordinaire.

La simple propreté n'était même pas une vertu dominante ; voyez plutôt les lettres de la Palatine et relisez dans le *Tableau de Paris*, les doléances de Mercier à propos du sans gêne avec lequel certaines gens agissent dans le propre jardin du Roy !

M^me de Custine parle souvent dans ses Mémoires, de l'odeur aussi caractéristique qu'infecte que l'on respirait dans les couloirs de Versailles, enfin, dans les Etats de la Maison du Roy, si soigneusement relevés par Taine, on retrouve certains emplois qui démontrent que nos anciens souverains n'avaient aucune idée de ce que devait être le confort moderne.

Ce n'est d'ailleurs qu'en 1797 que Rimes prend sa première patente pour les cabinets à l'anglaise (R. J. of Arts M^res T. VII, p. 234). La période active de la science hygiénique s'ouvre alors, Guyton de Morveau trouve son procédé classique de désinfection par le chlore gazeux ; Dambourney, Macquart, d'Arcet, rivalisent d'efforts et le Décret impérial de 1809 organise et réglemente la Police sanitaire.

Un poète, Barthelemy, invente les colonnes que portent injustement le nom de M. de Rambuteau, et il revendique ainsi dans la Némésis, l'honneur de cette découverte :

> Si sur nos boulevards, des tourelles de pierre,
> Dispensent les passants de baisser la paupière,
> Quelques faibles qu'ils soient, ces bienfaits me sont dus.

Paris a désormais senti la nécessité de s'assainir.

Le rarissime travail de Vincent, que l'on garde manuscrit au Conservatoire des Arts et Métiers, relate tous les travaux faits depuis cette époque jusqu'à nos jours pour arriver à l'Assainissement rationnel de la ville et de la maison. Bon nombre de vos concitoyens comme Maze, Gallet, Chauffard d'Ingouville y apportèrent le tribut de leurs recherches et c'est avec justice que leurs noms restent marqués dans l'Histoire de l'hygiène.

Barral avait attiré l'attention du public sur la perte énorme qui résultait de la non utilisation en agriculture des résidus humains. De Gasparin, Georges Ville, en posant les principes de la chimie agricole insistaient sur l'intérêt que présentait à la culture l'emploi des résidus des villes.

C'était un premier pas de fait ; bientôt on en fit un autre.

Les recherches de Pasteur avaient ouvert les yeux des médecins sur les dangers que présentait la non observation des règles de l'hygiène à propos des vidanges et Lister avait créé l'antiseptie.

Deux écoles, en quelque sorte, se formèrent presqu'en même temps et se mirent avec ardeur à l'étude de la question.

L'une cherchant à utiliser ces résidus au point de vue agricole.

L'autre, cherchant à soustraire la ville et la maison à l'influence néfaste de ces produits usés, qu'elle considérait fort justement comme le laboratoire où s'élaboraient la plupart des épidémies.

D'un côté, on poussa la construction d'usines à sulfate d'ammoniaque et à poudrette.

De l'autre, après mûres réflexions, après de nombreuses discussions, on arriva à la création du Tout-à-l'Egout qui existait en Angleterre depuis cinquante ans et à l'invention de son nécessaire complément le Champ d'épandage.

L'expérience avait isolé le fait suivant : à savoir que l'insalubrité des villes avait comme facteur principal, l'infection de leur sol et de leurs maisons. On vivait sur un terrain contaminé depuis des siècles par les déjections de milliers d'êtres humains, souillé par le passage de mille et mille épidémies,

on conservait les déjections d'aujourd'hui, celles
d'hier dans les demeures et chaque jour on en
respirait les émanations, on en absorbait les poussières. L'origine microbienne de la plupart des
maladies était nettement établie, la transmissibilité
par les germes existant dans les *excreta*, dans
les résidus de la vie de chaque jour, était indiscu-
tablement démontrée ; pour échapper à ce danger
grandissant dont les causes étaient connues de
façon absolue, d'énergiques mesures s'imposaient.

La conservation des produits alvins à domicile,
comportait la création dans son intérieur, *at home*,
de champs de culture excessivement intensifs, où
toutes les maladies dont il a plu au créateur de gra-
tifier l'espèce humaine, se développaient librement.

Comme M. Jourdain, qui faisait de la prose sans
le savoir, les villes faisaient donc de la bactériologie
intensive sans s'en douter.

Pour tout esprit réfléchi, pour tout véritable
hygiéniste, la solution absolue du problème compre-
nait deux parties ressortant chacune d'une branche
scientifique différente.

Les maladies étaient déterminées par les microbes,
il fallait détruire les microbes, rendre impossible
leur reproduction et transformer les fertiles champs
où ils prennent naissance en stériles guérets où la
mort — la mort sans phrases — devait les attendre.
Les *excreta* de la maison offraient un inviolable asile
à ces menaçantes colonies, il fallait éloigner à tout
prix de la demeure ces résidus qui y constituaient

une menace permanente, une véritable épée de Damoclès.

Le problème avait d'abord une solution chimique dans la désinfection, l'asepsie et l'antisepsie des produits usés, puis un corollaire mécanique dans l'enlèvement rapide de ces déchets.

En vertu de l'axiome « morte la bête, mort le venin, » la solution chimique s'imposait la première, car seule elle eut déjà donné large satisfaction à l'hygiène ; renversant le problème, c'est par le corollaire que l'on a cru devoir commencer et on a pensé bien faire, se basant sur les exemples anglais, en cherchant à enlever de la maison les matières noscives au fur et à mesure de leur production.

Le Tout-à-l'Egout, qui répond *seulement* à la partie mécanique du problème de l'assainissement urbain, est donc né de cette idée.

Diluées dans une quantité d'eau suffisante pour leur servir de véhicule, mais qui n'exerce sur eux aucune action désinfectante, antiseptique ou aseptique, les produits usés de la maison, eaux ménagères, matières alvines, ont été envoyés aussitôt leur production de la demeure à l'égout, mais ce, en leur conservant religieusement toutes leurs propriétés, toutes leurs qualités, infectantes et noscives. Ça été la mise en pratique absolue de ce grand principe d'égoïsme : « Ce qui me gêne, je m'en débarrasse, tant pis pour mes voisins. »

Par ce temps de doctrines outrancières, on peut dire, sans crainte d'être taxé d'exagération que c'est là une façon au moins singulière de comprendre l'altruisme.

Ces eaux vannes, puisque dès leur arrivée à l'égout on a gratifié les *excreta* de ce pseudonyme, il fallait s'en débarrasser, car les microbes continuaient à y pulluler et dans le libre parcours des voies de la Cité souterraine, ils croissaient et se multipliaient, cent fois plus à l'aise que sous les sombres voûtes des caves d'aisance. On les envoya au fleuve, mais quelque grande qu'en fut la dilution, l'action microbienne continuait : c'était une série de petits Ganges que l'art de nos ingénieurs sanitaires arrivait à créer ; la pollution des rivières avait remplacé la pollution des rues. Qu'allait-il en résulter ?

Au point de vue de transmission de maladies à origine bacillaires, les savants se partagent en deux grandes écoles : les uns soutenant que les épidémies de cet ordre se transmettent par l'air humide et par les poussières, ce sont les tenants de la Grund-Wasser Theorie ; les autres pensent que l'eau surtout sert de véhicule aux bacteries et que les principes du Trunk-Wasser Theorie sont les seuls vrais. Il est plus que probable — ceci soit dit entre paren-thèses — que ces deux théories, contiennent chacune leur somme de vérité et que les maladies bacillaires se transmettent à la fois par l'air humide, par les poussières et par l'eau d'alimentation.

Dans le cas qui nous occupe, l'évacuation aux fleuves qui fournissaient aux villes leur eau d'ali-mentation, était une expérience grandiose qui

démontra le bien fondé et la vérité du Trunke-
Wasser Theorie. Etait-ce le but que se proposaient
les hygiénistes mécaniciciens, j'en doute, car ils
cherchèrent immédiatement autre chose et ils firent
leur possible pour n'envoyer aux fleuves que des
eaux absolument privées de germes, stérilisées, pour
employer l'expression de la bactériologie. Pour
arriver à ce résultat désiré, deux méthodes se pré-
sentaient : 1° l'Epuration chimique telle qu'on la
pratique à Francfort, à Londres et sur laquelle je
reviendrai tout à l'heure ; 2° la Filtration.

Se basant sur certaines expériences très connues
de Sir Percy Frankland, les ingénieurs sanitaires
créèrent les Champs d'épandage, vastes terrains
soigneusement choisis, doués de propriétés fil-
trantes convenables et à la surface desquels les eaux
vannes, les eaux d'égout répandues en proportion
déterminée venaient opérer leur filtration.

Dans cette opération, elles abandonnaient au sol
leurs matières organiques, leurs sels et surtout leurs
microbes, car l'eau de Gennevilliers chargée de
20,000 bactéries au $C^3$ à son arrivée au Champ d'épandage n'en contient plus que 12 à sa sortie des drains.

On rendait donc ainsi au fleuve des eaux pures,
on abandonnait à la culture des principes fertilisants, le rêve de Barral, le paradoxe de Victor-Hugo.

Si l'or est un fumier, le fumier est un or

tout paraissait réalisé.

Malgré l'abaissement du taux de mortalité des villes,
les résultats obtenus avec les champs d'épandage,

sont au point de vue d'assainissement parfait plus apparents que réels.

Un examen minutieux, une étude vraiment scientifique de la question montrent quel danger immanent constituent les Champs d'épandage et combien peu ils arrivent à donner à la question de salubrité, la solution complète que les Municipalités sont en droit et en devoir d'exiger.

Il faut qu'on le sache, et on ne saurait trop le répéter, les bacilles, les microbes, quel que soit l'état de dilution des eaux ménagères, des eaux vannes, vivent, croissent et conservent leurs propriétés virulentes dans les eaux et sur les Champs d'épandage.

Strauss et Dubarry, dans leurs recherches sur la durée de la vie des microbes pathogènes *(Arch. de Médecine expérimentale*, année 1889) disent que le bacille typhique peut rester bien portant pendant 69 jours dans l'eau distillée et pendant 81 jours dans l'eau de l'Ourcq : si on le met dans l'eau d'égout, il y prospère comme en un milieu de culture.

Dans des conditions identiques, les bacilles du choléra, du charbon se conduisent de même, et Nœgli, Koch ont constaté que, dans de l'eau d'égout, ils conservent pendant un an toute leur virulence.

L'eau est donc dénuée de toute action destructive sur les microbes, et les expériences de Ch. Girard, à ce sujet, sont concluantes :

« 1° On analyse l'eau de la Ville avant son

passage dans la cuvette des cabinets. Elle contient par litre :

Matières organiques... 0 gr. 007
Microbes ............. 1.800 colonies.

2° On analyse cette même eau chargée de matières de vidanges après son passage sur la cuvette des cabinets et lorsqu'elle est arrivée au siphon qui sépare l'égout du tuyau de chûte, elle contient alors :

Matières organiques... 0 gr. 032
Microbes ............. 981.000 colonies.

3° Puis, on interdit l'entrée des cabinets et on se contente de laver la cuvette, le tuyau de chûte et le siphon, pendant seize heures avec 3,168 litres d'eau de la Ville. On pourrait croire qu'alors l'eau contenue dans le siphon sera aussi pure qu'avant son arrivée dans les cabinets. Il n'en est rien ; elle renferme :

Matières organiques... 0 gr. 025
Microbes ............. 524.000 colonies.

Et, après avoir lavé pendant quarante heures, avec 7,920 litres d'eau, on trouve encore :

Matières organiques... 0 gr. 019
Microbes ............. 88.000 colonies.

Ainsi l'eau ne peut être regardée que comme un agent mécanique d'entraînement des matières liquides ou solides ; mais elle ne diminue en rien par sa quantité la vitalité des microbes. Aussi les matières de vidanges même noyées, contiennent toujours les germes des maladies ; le sol les recueille et les rend aux humains ou aux animaux sous forme d'aliments ou de poussières respirables.»[1]

L'eau ne sert donc, dans le Tout-à-l'Egout tel qu'on le comprend actuellement, qu'à fournir aux microbes un véhicule commode pour les transporter, bien portants et pleins d'activité, de leur lieu de naissance au champ d'épandage.

Elle constitue le train de plaisir qui emmène nos ennemis les plus intimes en villégiature.

L'eau vanne, arrivant sur le champ d'épandage, est chargée de tous les principes auxquels, de l'aveu unanime, sont dus l'insalubrité des villes, les causes des épidémies.

L'eau vanne sortant des drains des champs d'épandage est pure comme l'eau de source au moment de sa captation.

Où sont donc restés ces principes morbifiques ? ces terribles bacilles, qu'à si grand prix, on cherche à éloigner de la maison ? sinon dans le sol même des champs d'épandage.

Le raisonnement est d'une rigueur absolue : voici de l'eau impure, je la filtre, j'ai de l'eau propre, l'impureté reste sur le filtre.

Les bacilles restent donc dans le sol du terrain d'épandage. Là seront-ils détruits ?

En s'appuyant sur les expériences de Pasteur, on peut sans crainte répondre non.

---

(1) *Le Choléra*, par le Docteur Daremberg, pages 101 et suivantes.

Sous forme de couche glaireuse, analogue à celle que vous avez pu observer à la surface des filtres Chamberland, si répandus aujourd'hui, les microbes se déposent à la surface ou dans les premières couches du sol. Soyka a démontré, Duclaux, par une série d'expériences magistrales, a affirmé que le bacille, fut-il entraîné dans les couches profondes, remonte toujours à la surface. Frankel a enfin prouvé que la culture ne le détruit en rien (1).

---

(1) En effet, des expériences fort intéressantes de Soyka, professeur d'hygiène à Prague, ont démontré que les microbes contenus dans la profondeur du sol, après y avoir été entraînés par les eaux, remontent rapidement à la surface par capillarité. En outre, M. Duclaux, professeur de chimie biologique à la Sorbonne, explique, d'une façon fort ingénieuse, la manière employée par la nature pour faire remonter de la profondeur à la surface du sol, les microbes aérobies, ceux qui ont besoin d'air pour vivre. Les microbes du sol transformant la matière organique en éléments purs simples, parmi lesquels existe toujours de l'acide carbonique, les couches du sol se saturent de ce gaz. Les couches superficielles se perdent facilement par diffusion ; mais, si les matières organiques sont très nombreuses dans la profondeur, l'acide carbonique saturera les couches profondes ; les microbes aérobies ne pourront plus y vivre et remonteront fatalement à la surface. Sans compter l'action des vers de terre qui transportent presque tous les microbes à travers leur canal intestinal sans en être incommodés ; voilà les deux principaux mécanismes qui rempliront toujours la surface du sol de microbes pathogènes, presque tous aérobies, c'est-à-dire avides d'oxygène.

La culture n'apportera aucune modification à cette répartition des microbes dans les couches superficielles, comme l'a démontré M. Fraenkel, de Berlin.

(*Le Choléra*, par le Dr Daremberg, p. 55).

Je vous ai déjà exposé que, parmi les plus actifs des bacilles nitrificateurs, ces auxiliaires forcés de la végétation, se trouvaient bon nombre de microbes pathogenes. La plante qu'ils nourrissent ne saurait les détruire et c'est avec raison que Duclaux écrit dans sa *Chimie biologique* (page 93, chap. VI) :

*Il faut renoncer à trouver dans l'assimilation végétale le moyen universel d'épuration des matières organiques qu'on a trop tendance à y chercher. Les grandes plantes peuvent utiliser les principes immédiats que fabriquent au-dessous d'elles, dans le terreau et la terre végétale, les infiniment petits qui y vivent et détruisent les matières organiques avec lesquelles ils sont en contact,* **mais ces êtres eux-mêmes et surtout leurs germes,** *résistent à toute assimilation. Le végétal ne détruit pas ce sans quoi il ne saurait vivre.*

Le terrain du Champ d'épandage pullule donc de microbes et le D<sup>r</sup> Miquel, dans celui de Gennevilliers, n'a pas compté moins de 870,000 bacilles au gramme de terre.

Le sol, comme le dit fort justement Daremberg, n'est point le grand cimetière des microbes ; au contraire, l'expérience décisive de Pasteur, le 8 mai 1881, prouve qu'il peut conserver et dans un état absolu de virulence, pendant un laps de temps fort long, les bacilles qu'on lui confie. Douze ans après l'enfouissement du cadavre d'un animal mort du charbon, dans la Beauce, l'illustre savant a, en effet, retrouvé, à l'état virulent, les spores et les bacilles charbonneux dans les terres avoisinant la fosse. Le D<sup>r</sup> Grancher de l'Institut Pasteur et Deschamps, agissant dans les conditions analogues, ont trouvé le bacille typhique en pleine vigueur après cinq mois d'enfouissement. Enfin le docteur Tholosan, le propre médecin du Shah de Perse, qui a pu étudier de fort près, aux Indes et dans l'Asie centrale, la genèse et la marche du choléra, déclare que le fléau est dû à la constitution de véritables foyers créés par l'apport, depuis un temps immémorial, de détritus sur un point donné.

Ces foyers, avec les Champs d'épandage, cette dernière création de l'hygiène mécanique, nous sommes en train de leur donner droit de séjour, de les naturaliser en France.

Le choléra actuel (1892), dit Daremberg, est dû à la reviviscence des germes de l'épidémie de 1884. Ces germes ont été répandus dans la presqu'île de Gennevilliers qui est irriguée avec de l'eau d'égoût contenant des matières fécales. M. Pasteur signalait déjà ce danger, le 18 mars 1888, devant le Conseil d'hygiène du département de la Seine. « Il faut, disait-il, que, par tous les moyens aujourd'hui en notre pouvoir, l'hygiène se préoccupe de détruire les germes des maladies contagieuses qui déciment la population parisienne, ou d'annihiler leur funeste influence. Or, que propose-t-on ?

On propose non de les conduire à la mer, où ils ne pourraient plus nuire, mais de les accumuler chaque année, de plus en plus, sur des champs situés aux portes de la grande ville. »

Je pourrais multiplier les exemples, vous parler d'Hambourg, de son champ d'épandage et de son épidémie cholérique, vous citer le rapport de MM. Salkolski, Piétri et Muller, ingénieurs de la voirie de Berlin (1) sur les résultats de l'épandage aux environs de la capitale allemande, raconter les dernières expériences de Frankland sur l'efficacité des terrains de filtration (2), mais je crains d'abuser de votre patience et je préfère vous exposer de suite les moyens que la chimie et l'électro-chimie mettent à notre disposition pour réduire à néant les motifs d'insalubrité que je viens de vous exposer.

Daremberg déclare, dans son livre *Le Choléra*, que la désinfection doit être à la fois mécanique et chimique et les Anglais, en gens pratiques qu'ils

---

(1) D'après le rapport publié en août et septembre 1887 sur les irrigations de Martin, par MM. Salkowski, Petri et Alexandre Mutter, quoiqu'on ne répande pas plus de 12,000 mètres cubes par hectare, les drains qui envoient leurs eaux dans le lac de Telton y répandent seize fois plus d'engrais qu'un agriculteur soigneux n'en donne à une surface égale de ses champs de culture. En outre, les bords du lac sont infestés par une végétation d'algues, de joncs, etc. ; le poisson meurt, et la récolte de la glace y est rendue impossible. Un établissement de bains établi sur un petit cours d'eau voisin, la Panke, a été obligé de s'enfuir devant l'infection croissante des eaux, et les procès pleuvent sur la Municipalité de Berlin.

(*Le Choléra*, par le Dr Daremberg, p. 103.)

(2) *Moniteur scientifique*, janvier 1886.

sont, n'ont point attendu que cet aphorisme eût pris force de loi pour l'appliquer. Ils passent, n'est-ce pas, pour nos maîtres en matière d'hygiène et Londres, une ville que l'on cite souvent comme exemple au point de vue de voirie, jouit depuis quarante ans du Tout-à-l'Egout.

Eh bien ! l'insalubrité y est telle, l'infection de la Tamise en été y est si grande, que, parlant de leurs plus grandes plaies, les Anglais disent :

*L'Egypte se révolte et la Tamise fermente !*

Après une série d'études, qui, conduites par Beljazet et Dibdin, ont duré de 1870 à 1886, on a dû revenir aux procédés chimiques de désinfection, notamment à l'emploi du permanganate de soude, dont l'action oxygénante permet la désodorisation, la désinfection et l'asepsie complète des eaux d'égout.

Le système est bon, mais il n'est applicable que par des gens fort riches, comme les citoyens de la Cité de Londres. Il ne coûte pas moins, en effet, de 30 à 35,000 liv. st. (près d'un million de francs par an), et cela en dehors des frais d'installation première, pour un seul quartier, celui de Crossness-Pumping-Station.

Bon nombre de villes d'Angleterre n'hésitent pas cependant à l'appliquer et les Commissaires sanitaires royaux, ne permettent aujourd'hui l'épandage ou l'envoi aux fleuves des eaux d'égout qu'après leur désinfection.

Dans le seul mois dernier, bon nombre de villes ont renoncé aux champs d'épandage et mis en adjudication les travaux nécessaires pour recourir à un mode différent de purification.

Les frais ne les font point hésiter, et comme M. Monod l'a constaté, l'Angleterre n'a pas dépensé moins de trois milliards depuis la promulgation de la loi sanitaire.

Ces résultats excellents mais coûteux, n'est-il point possible de les obtenir à meilleur compte ?

Tel était le problème que se posait, en 1887, M. Hermite, un savant qui, pour nous autres normands, est presque un compatriote, car c'est dans nos laboratoires qu'il a passé sa jeunesse ; c'est là qu'il a trouvé le principe même de l'invention dont j'ai à vous parler aujourd'hui : l'Assainissement par l'électricité.

A quoi était due la puissance désinfectante du permanganate de soude ?

Simplement à la facilité singulière avec laquelle ce corps abandonne son oxygène aux matières organiques, qui se trouvent ainsi transformées, désinfectées, plus même, brûlées.

Un produit abandonnant son oxygène avec une égale facilité devait donner des résultats identiques. S'il coûtait moins, si sa préparation était plus commode que celle du permanganate, le but que se proposait M. Hermite : *désinfecter, aseptiser complètement et à bas prix*, était pleinement atteint.

Or, ce produit, ce corps charitable qui faisait si gracieusement cadeau de son superflu d'oxygène à ses confrères dans l'embarras ; ce petit Manteau bleu de la chimie, M. Hermite le connaissait depuis longtemps, et c'est à l'électricité qu'il devait d'être entré en relations avec lui.

Dans une ville comme la vôtre, tous vous êtes familiarisés, Messieurs, avec les actions si variées de cette reine de notre fin de siècle.

Je ne vous ferai donc point l'injure d'insister sur ses méthodes de génération, sur la façon dont les dynamos transformant le travail mécanique, ou les piles transformant le travail chimique produisent le fluide à différents états de tension et de débit.

Vous savez également avec quelle aisance son fluide merveilleux décompose et dissocie, en leurs divers éléments, les composés chimiques. La loi de Faraday, qui régit ces actions, est une véritable loi de divorce... mais de divorce bienfaisant, car elle permet de rendre utiles, agissant lorsqu'ils sont isolés par l'électricité, des éléments qui, combinés entre eux, sont inactifs.

La découverte d'Hermite est une des mises en pratique immédiate de la loi de Faraday et du principe qui la régit ; la voici telle que l'a formulé son auteur :

*Quand on fait passer un courant électrique dans une dissolution aqueuse d'un chlorure, — de préférence le chlorure de magnésium, — ce chlorure est décomposé en même temps que l'eau : il se forme*

*au pôle positif un composé oxygéné du chlore très
instable et doué d'un grand pouvoir d'oxydation,
et partant de désinfection. Au pôle négatif, il se
forme un oxyde qui a le pouvoir de précipiter
certaines matières organiques.*

Prenez par exemple une dissolution de chlorure
de magnésium dans l'eau, la jolie fée bleue dont je
vous parlais tout à l'heure va y dissocier les différents éléments composant ces deux corps et en
former d'autres substances, dont l'une sera un
composé d'oxygène et de chlore doué d'une très
grande puissance oxydente et blanchissante.

A richesse égale de gaz chlore, en effet, on estime
qu'il a une action cinq fois plus énergique que celle
du vénérable chlorure de chaux. On comprend que
son inventeur ait de suite cherché à utiliser une telle
force en l'envoyant blanchir sur tous les points du
monde les tissus et les papiers.

Faire du blanchîment électrolytique, c'était déjà
fort beau, mais faire de la désinfection, arriver à la
solution de l'insoluble problème de l'assainissement,
c'était mieux, et M. Hermite chercha à appliquer
son procédé à cette intéressante question.

Le produit qu'il obtînt par l'électrolyse des chlorures, ce composé oxygéné du chlore, que nous
appellerons désormais le *composé chloré*, était riche
en oxygène et l'abandonnait très facilement.

C'était à une qualité identique que le permanganate de soude, vous vous le rappelez, devait toutes
ses vertus. Le composé chloré pouvait donc rendre

les mêmes services que son coûteux confrère... et les rendre même à bas prix ; car, que demandait-il pour venir au monde ?

Ici, au Havre, Messieurs, bien peu de choses, un peu d'eau de mer, — car l'eau de mer contient en quantités suffisantes le chlorure de sodium et le chlorure de magnésium pour devenir un excellent électrolyte, le chlorure de sodium servant à faciliter le passage du courant, l'eau et le chlorure de magnésium étant seuls décomposés. Dans des villes moins heureuses que la vôtre au point de vue géographique, le sel marin, le sel gemme, le chlorure de calcium, — un produit résiduaire de la fabrication du carbonate de soude, — joints à une faible quantité de chlorure de magnésium permettaient d'obtenir une solution se conduisant comme l'eau de mer et ne déterminant que de fort minimes dépenses.

Reste l'électrocite ? Or, vous savez mieux que moi, Messieurs, avec quels frais restreints on peut aujourd'hui produire ce merveilleux fluide.

Si vous le voulez bien, maintenant, supposons un instant en présence : le composé chloré d'une part, les matières alvines, dont je vous ai parlé dans la première partie de ma conférence, de l'autre... Que va-t-il se passer ? Tout d'abord, au point de vue de l'odorat, nous y trouvons deux corps désagréables et dangereux : l'un l'hydrogène sulfuré, — le fameux plomb, — l'autre le sulfhydrate d'ammoniaque. Pour tous deux, ce sera simple : le composé chloré leur cédera un peu de son oxygène et transformera l'un

en eau et en acide sulfurique, l'autre en sulfate
d'ammoniaque. Les corps obtenus sont non odorants,
non dangereux. Voilà donc une première partie de
la tâche désinfectante du composé chloré accomplie.

Continuons maintenant notre examen, car dans
les produits à désinfecter, il est d'autre corps puants
ou dangereux. Voici des matières organiques, des
huiles essentielles, des matières albuminoïdes, tous
produits dont la base est le charbon et l'azote.

Aux uns, le composé chloré abandonnera ce qui
leur faut d'oxygène pour transformer leur charbon
en acide carbonique. Quant aux autres, l'hydrogène
qui a pris naissance en même temps que le composé
chloré, se combinera à leur azote pour donner de
l'ammoniaque.

Le mécanisme de ces transformations est assez
difficile à saisir. Pour l'établir clairement à vos yeux,
je regrette fort de n'avoir pas à ma disposition les
ressources de l'Académie de Vienne. Là pour rendre
bien tangibles aux étudiants les diverses combinai-
sons chimiques, on a recours à un corps de ballet
tout spécial, où chaque danseuse figure un corps
simple, un élément.

Les corps composés sont alors figurés par des
groupes de danseuses, et les réactions par suite
desquelles certains éléments passent d'un corps à un
autre, motivent de véritables pas. C'est très scientifique, très clair et surtout très agréable à regarder.
Aussi, affirme-t-on, les étudiants viennois travaillent-
ils avec fureur la Chimie.

Reste l'urée, cette matière éminemment fermentescible sur laquelle n'agissent pas moins de neuf sortes de bacteries : mise en présence des solutions électrolytiques, l'urée reste de l'urée et demeure infermentescible, même après l'ensemencement de cultures pures de torulacées.

Quel est le motif, la raison de cet état particulier, il ne serait guère possible de l'expliquer qu'à l'aide d'hypothèses tellement scientifiques que l'exposé ne m'en est guère facile ici. D'ailleurs l'hygiène n'est-elle pas une science d'avant garde et son devoir étroit n'est-il pas de préserver avant de comprendre et de rechercher le pourquoi des choses. Passons donc.

Le principe désinfectant obtenu par électrolyse jouit donc, comme vous le voyez, de fort grandes qualités.

Il désodorise et désinfecte complètement. Il est peu coûteux, car en dehors des frais d'installation première, il ne demande guère que du sel et du charbon.

Enfin il respecte les principes fertilisants, qu'il rend dans un état utilisable.

Tout cela est fort bien. Mais me direz-vous, et ces fameux microbes, dont vous nous avez fait un tableau si noir ; ces engendreurs d'épidémie, que deviennent-ils si l'on applique aux résidus de la voirie le procédé électrolytique ?

Ce qu'ils deviennent ? Je vous répondrai tout simplement qu'ils disparaissent anéantis, car le composé chloré, engendré dans l'électrolyse, n'est point seulement un énergique désinfectant, mais c'est encore un puissant, peut être le plus puissant des micro-bicides.

Les microbes se divisent en deux grandes classes, les anaerobies ou microbes vivant sans air, les aerobies ou microbes vivant dans l'air.

Sur les anaerobies l'action du composé chloré est simple, l'abandon de son oxygène détermine chez eux la fin de l'existence, puisqu'en présence de ce gaz, ainsi que leur nom l'indique, ils ne peuvent vivre. C'est donc la mort sans phrases.

Pour les aerobies l'action est d'autre ordre : c'est un phénomène d'ordre physiologique qui a causé le décès de leurs frères, c'est un phénomène chimique qui va les conduire à leur dernière demeure.

Sous l'influence de l'oxygène, il y a, ainsi que Duclaux l'a démontré et commme l'avait pressenti le Docteur Cazeneuve, dans son travail sur l'Assai-nissement des fleuves, modification dans l'intérieur même de la cellule microbienne.

Sous l'action corrosive du gaz oxygène à l'état naissant et très probablement dans un état chimique particulier, les éléments constitutifs du microbe qui sont surtout des éléments hydrocarbonés, sont oxydés et brûlés. Les matières grasses sont particulièrement intéressées et elles sont fort abondantes chez les microbes, l'oxygène est absorbé, les acides gras volatils sont mis en liberté et ces produits de dédou-blement subissent une oxydation si forte qu'elle aboutit souvent à l'apparition de l'acide formique.

L'équilibre du milieu chimique du microbe étant ainsi rompu, il meurt comme meurt un individu qui aurait avalé du vitriol, de l'acide sulfurique. Toutes les fois donc que sur un milieu infesté de bacilles on fait agir la Solution électrolytique on peut constater la destruction absolue et complète de tous les individus. En vérifiant les faits par des cultures appropriées, sur la gélatine stérilisée, sur l'agar-agar, sur la pomme de terre, on peut constater par suite de la non fermentation que non seulement l'anti-septie des corps traités est complète mais aussi que les spores de bacilles détruits ne sont plus suscep-tibles de développement et que par suite le milieu est aseptisé. Ces faits, ces résultats obtenus à l'aide des liquides électrolytiques Hermite, les constatations fort minutieuses et fort longues, faites par un des bactériologistes jouissant d'une juste autorité, M. le Docteur Chantemesse, permettent de les affirmer comme absolus et ce sont ces affirmations qui nous ont décidé à tenter l'application à l'hygiène urbaine de principes qui n'étaient point encore sortis des laboratoires.

Un peu d'eau de mer, de courant électrique et cette destruction des microbes que l'on cherche à assurer même par l'emploi de la dynamite (Br. de Réal, 8 Mars 1893)[1] la voilà obtenue aussi complète que possible et avec la moindre somme de frais.

---

(1) Système devant anéantir les microbes, bacilles, bactéries, cryptogames et autres, non-seulement dans les eaux destinées à être potables, mais également dans les boissons fermentées,

En Amérique, on exécute maintenant les criminels par l'électricité : Contentons-nous, en France, d'employer le fluide à la destruction des microbes.

Dans la pratique, cette application sera facile, une visite au quartier St-François, à l'usine d'assainissement du Pont d'Angoulême ont pu facilement vous faire comprendre de quelle façon on peut passer en désinfection électro-chimique de la théorie à la pratique.

Des pompes puisant dans les bassins l'eau de mer la refoulent vers les Electrolyseurs où elle subit l'action du courant et se transforme en désinfectant.

Permettez-moi de vous exposer brièvement de quelle façon est conçu cet appareil.

Cet appareil consiste en une cuve en fonte galvanisée ayant à la partie inférieure un tube perforé d'une quantité de trous et muni d'un robinet en zinc. C'est par ce tube que l'eau de mer ou la solution de chlorures entre dans l'Electrolyseur. Le haut de la boîte, en fonte galvanisée, est muni d'un rebord formant canal ; le liquide déborde dans ce canal et s'en va par un tuyau. On obtient ainsi une circulation continuelle.

---

et eaux d'usines quelconques avant, pendant et après leur emploi, eaux et boissons sujettes à une fermentation nuisible à différents points de vue, par JEAN RÉAL, de Solesnes (Nord), Br. 228 482, 8 Mars 1893, 6 Juin 1893.

*Objet du brevet.* — Emploi de la dynamite ou autre explosif tel que l'explosif Favier que l'on fait éclater au sein du liquide, la commotion, la température produites, suffisent pour détruire les microbes.

Les électrodes négatives sont formées par un certain nombre de disques en zinc montés sur deux arbres qui tournent lentement.

Entre chaque paire de disques en zinc, sont placées les électrodes positives, dont la surface active est constituée par de la toile de platine.

Chaque électrode positive communique avec une barre de cuivre qui traverse l'Electrolyseur ; le contact est fait au moyen d'un écrou, et chaque électrode peut être enlevée en marche sans gêner le bon fonctionnement de l'appareil.

Cette barre de cuivre, à laquelle sont fixées les électrodes positives, est en communication avec le pôle positif de la dynamo.

Le courant est distribué dans toutes les électrodes de platine d'où il passe, en traversant le liquide, aux disques de zinc formant électrodes négatives, et communiquant par la boîte en fonte avec le pôle négatif de la dynamo.

Afin de maintenir les électrodes négatives parfaitement propres, des couteaux flexibles en zinc sont placés entre les plaques positives ; ces couteaux pressent contre les disques en zinc, et comme ces disques tournent lentement, tout dépôt se trouve détaché.

A la partie inférieure de la boîte en fonte se trouve une porte que l'on peut ouvrir pour le nettoyage ; un robinet permet de vider l'appareil quand c'est nécessaire.

Quand on emploie plusieurs Electrolyseurs, on les monte en tension, c'est-à-dire que l'on fait communiquer le pôle positif du premier avec le pôle négatif du second, et ainsi de suite.

On fait généralement passer dans les Electrolyseurs un courant électrique de 1,000 à 1,200 ampères.

Des instruments de mesure robustes et simples, placés dans le circuit, permettent à chaque instant de se rendre compte de la bonne marche et de la force absorbée.

Les Electrolyseurs ne demandent aucun entretien spécial ; environ tous les mois, on ouvre la porte du fond et on lave l'appareil avec de l'eau au moyen d'un tuyau de caoutchouc, et cela sans rien démonter ; l'usure des électrodes est, pour ainsi dire, nulle.

Les conducteurs qui relient les Electrolyseurs et amènent le courant de la dynamo sont des barres de cuivre pur du commerce ; la section de ces barres varie suivant la distance de la dynamo des Electrolyseurs.

Sortant de l'Electrolyseur, le liquide jouit de toutes les propriétés désinfectantes, antiseptiques et aseptiques dont je vous ai parlé.

Il suffit donc de l'envoyer, à l'aide d'une canalisation identique en tous points à celles des canalisations d'eaux, soit laver les ruisseaux et en faire disparaître les germes et les mauvaises odeurs, soit alimenter les *closets* de chaque maison et y détruire dès leur production ces fameux *excreta* qui constituent le danger que vous savez.

Le problème de désinfection trouve alors la réponse cherchée ; car, avec la désinfection électrolytique, aussitôt que le mal a pris naissance, le remède s'y trouve apporté.

Je pourrais multiplier les exemples ; mais une simple promenade dans le quartier Saint-François, la visite aux maisons de la rue Fontaine et de la rue d'Edreville, la comparaison que vous pourrez faire entre l'état actuel de ses ruisseaux et leur état ancien, feront plus pour l'établissement de votre conviction que toutes les théories que je pourrais vous exposer.

C'est l'une des premières fois, Messieurs, que j'ai l'honneur de parler en public et cependant devant vous, je n'ai point craint de le faire.

Quelle que soit mon insuffisance, je n'ai pas hésité à venir vous présenter ici, tant bien que mal, les idées que je croyais justes et utiles.

Je pense, en effet, que toutes ces grandes questions qui touchent à l'hygiène et à la santé, doivent, dans un pays de démocratie comme le nôtre, être agitées au grand jour.

Dans cette laborieuse cité du Havre qui en maintes circonstances a montré combien elle était ouverte à toutes les idées de progrès ; où l'on a résolu de si élégante façon le problème de l'Hospitalisation, où l'on met à l'étude et l'on s'efforce de résoudre cette difficile question des maisons ouvrières, j'étais particulièrement sûr d'être entendu et compris.

C'est dans ces derniers temps seulement que l'on a songé à ces milliers d'existences, utiles à la famille, utiles à la Patrie, qui se trouvaient brusquement tranchées par la maladie et par l'épidémie.

Ce sont les enfants, ce sont les malheureux, ne l'oublions pas, qui ont payé le plus dur tribut à ces terribles maux.

Il appartient aux pouvoirs publics, en mettant à profit les travaux de nos savants, de supprimer ou tout au moins d'atténuer ces redoutables fléaux, parce que les pouvoirs publics, parce que l'Etat, parce que les municipalités sont les protecteurs et les tuteurs naturels des faibles et des petits.

Lord Disraeli, en 1876, définissait ainsi la responsabilité qui incombe, en cette matière, à l'autorité supérieure : « La santé publique est le fondement où reposent le bonheur du peuple et la puissance de l'Etat.

« C'est pourquoi j'estime que le souci de la santé publique est le premier devoir d'un homme d'Etat. »

L'énergie dont votre Administration et ses collaborateurs ont fait preuve l'an dernier, alors qu'un fléau terrible frappait votre cité, l'initiative hardie qu'elle a prise en ouvrant l'Exposition internationale d'hygiène, en essayant, la première en Europe, l'assainissement par l'électricité, montrent de quelle façon complète la Municipalité de la Ville du Havre sait accomplir son devoir, tout son devoir !

*Pour tous Renseignements, s'adresser à la*

## Société Française d'Exploitation des Procédés Hermite

**4, Rue Drouot, PARIS.**

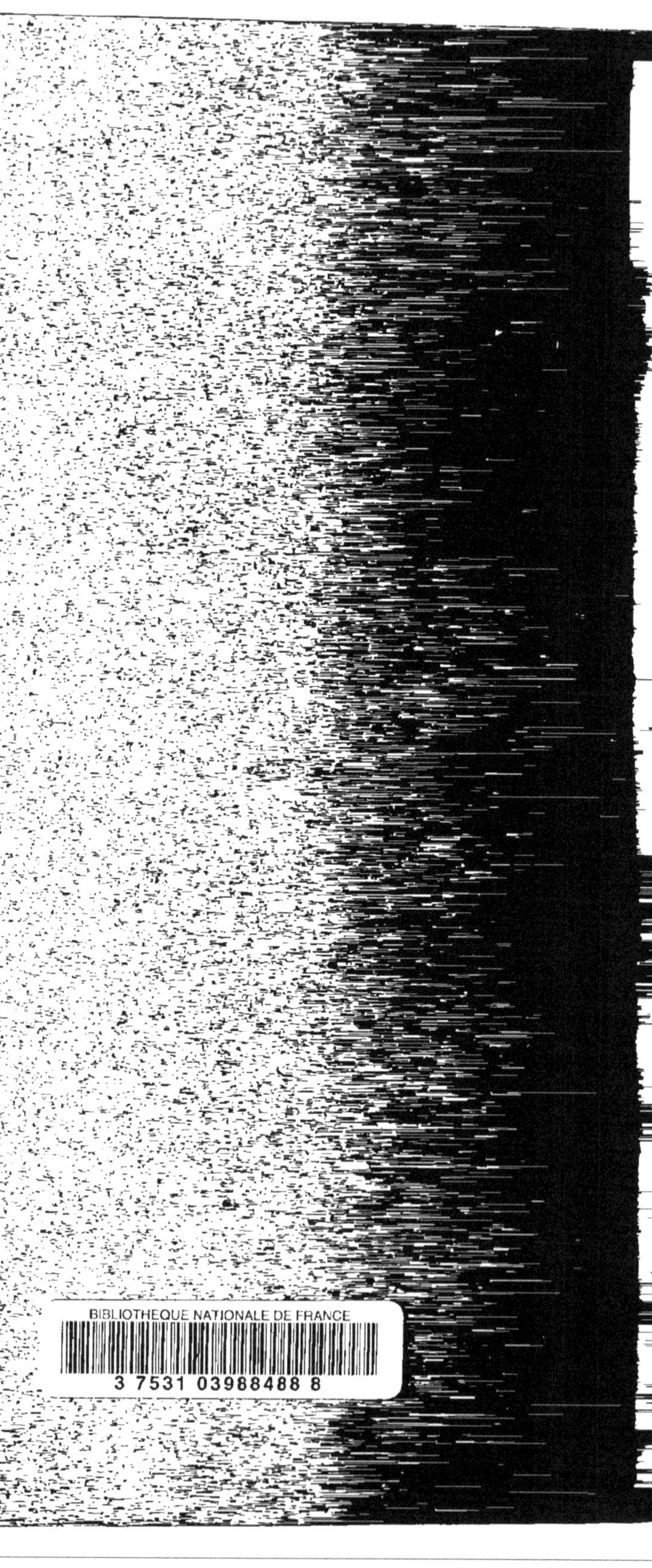
BIBLIOTHEQUE NATIONALE DE FRANCE
3 7531 03988488 8

www.ingramcontent.com/pod-product-compliance
Ingram Content Group UK Ltd.
Pitfield, Milton Keynes, MK11 3LW, UK
UKHW021715130726
13696UKWH00004B/1826